"贵州乡村振兴"书系获
贵州出版集团有限公司出版专项资金
资　助

“农村健康生活知识手册”丛书

农村膳食营养知识手册

贵州省疾病预防控制中心 / 编
徐莉娜　朱　玲 / 主编

贵州出版集团
贵州科技出版社
·贵　阳·

图书在版编目（CIP）数据

农村膳食营养知识手册 / 贵州省疾病预防控制中心编 ; 徐莉娜, 朱玲主编. -- 贵阳 : 贵州科技出版社, 2023.6

（“农村健康生活知识手册”丛书）

ISBN 978-7-5532-1271-5

Ⅰ. ①农… Ⅱ. ①贵… ②徐… ③朱… Ⅲ. ①农村－膳食营养－中国－手册 Ⅳ. ①R153.9-62

中国国家版本馆CIP数据核字(2023)第226219号

农村膳食营养知识手册

NONGCUN SHANSHI YINGYANG ZHISHI SHOUCE

出版发行	贵州出版集团　贵州科技出版社
地　　址	贵阳市观山湖区会展东路 SOHO 区 A 座（邮政编码：550081）
出 版 人	王立红
经　　销	全国各地新华书店
印　　刷	贵州新华印务有限责任公司
版　　次	2023 年 6 月第 1 版
印　　次	2023 年 6 月第 1 次
字　　数	46 千字
印　　张	2.5
开　　本	787 mm x 1092 mm　1/32
定　　价	12.00 元

“贵州乡村振兴”书系编委会

“农村健康生活知识手册”丛书编委会

主　编： 杨光红　刘　涛

副主编： 李进岚　周光荣　叶新贵　郭　华

编　委： （按姓氏笔画排序）

王艺颖　韦　杰　叶新贵　冯　军
吉　维　朱　玲　任豫晋　向　杰
刘　涛　刘　浪　李进岚　李海蛟
杨　静　杨光红　吴延莉　吴明军
何昱颖　余丽莎　余昭锐　汪姜涛
宋鸿碧　张　佼　张　骥　张益霞
陈　琦　陈慧娟　罗成功　周　婕
周亚娟　周光荣　赵否曦　胡远东
姚蕴桐　贺瑶瑶　徐莉娜　郭　华
蒋茂林　嵇云鹏

总序

“贵州乡村振兴”书系诞生于如火如荼实施的乡村振兴战略大背景之中，从立意、策划、约请作者、编辑书稿、整体设计，直至当前首批成果即将付梓，时间已过去三年。三年中，书系历经多次思路的调整和具体方案的修改，人事也多有变更，但书系所有参与者为乡村种植、养殖产业发展提供技术服务，为乡村生态文明建设提供价值引领，为乡村振兴取得新成果进行总结与宣传的“初心”，迄今没有改变。

编辑出版“贵州乡村振兴”书系，主要目的是让最前沿的科学知识和成熟的实用技术尽快转化为解决实际问题的要素和生产力提升的推进器。伴随着“贵州乡村振兴”书系抵达田间地头，实用知识和技术“飞入寻常百姓家”。在中国这样有着悠久历史的农业大国，农业科学技术日新月异，不断地推动着种植业、养殖业的发展；与此同时，我国是人口大国，为人民健康保驾护航的医学同样发展迅速。快速发展意味着科学知识、实用技术更新迭代的加快，只有使用最新的成熟技术和知识，才能为贵州产业发展、生态环保、健康生活提供保障，满足广大群众的期盼和渴求。书系中的各个板块，都力图将相关领域最新科学知识和技术化繁为简、化难为易，让阅读该书的广大群众尽快掌握和运用。

在形式上，书系以图文搭配、图文互彰的活泼形式，让严谨的科技知识更易被普通群众接受。书系的主要服务对象为活跃在田间地头的科技特派员、村里的种植户与养殖户（包括合作社、公司等负责人）、农村特殊人群（如患常见疾病的病人、职业病病人、孕产妇、老年人、儿童等）、驻守一线的村干部、返乡大学生、农技员等，如何将正确的理念、前沿的知识、优秀的技术“接地气”地传达给他们，经调查研究、试验、甄别，参考优秀“三农”图书，最终，我们采用科普读物、学术专著兼具，但对科普有所偏重的组织架构。其中，科普读物采用清晰明了的图片、图示配合简明易懂的文字这一出版形式：文字简洁，可以让读者直接抓住实用知识和信息，不走弯路，节省时间；清晰的图片、图示，既可将方块字、数据蕴含的信息可视化，又能丰富和补充文字信息，甚至能呈现由于文字自身的模糊性而无法清楚传递的信息。活泼的设计也有助于调节视觉疲劳和阅读节奏，让纯粹以获取知识和技能、解决问题和困难为目的的阅读不再枯燥乏味。此外，书系中大部分图书采用了口袋书设计，便于携带。

书系的作者，都是在相关领域有扎实的专业知识的。在种植、养殖板块，我们邀请了从事教学和研究多年的专家，以及长期深入田间地头指导具体操作的科技特派员和农技员；在健康板块，作者都从医多年，对于农村人群健康素养水平的提升、常见疾病的防治等经验丰富；在农村“五治”（治垃圾、治厕、治水、治房、治风）板块，我们邀请了从事规划和教学的专家……总之，书系作者既对自己研究的领域有扎实研究，又熟悉贵州的气候、资源禀赋、地形地貌等，与此同时，他们还十分了解这片土地上生活着的人们内心的期待和需求，有着以自身所学所研回馈这片土地的质朴赤子情，也有着“将论文写在大地上”的奋斗精神。

“贵州乡村振兴”书系目前包含“生态农村建设系列”丛书、“农村健康生活知识手册”丛书、“茶叶栽培加工技术手册”丛书、“特色中药材种植养殖技术手册”丛书、“林木作物、农作物种植技术手册”丛书、“畜禽养殖技术手册”丛书、“水产生态养殖技术手册”丛书、“农技员培训系列”丛书等。随着乡村振兴战略的实施，我们也将适时新增板块，以配合和助力贵州乡村振兴的强力推进。当然，虽名为“贵州乡村振兴”书系，主要是为配合贵州乡村振兴工作而策划，但也适用于国内其他部分省（区、市）。

贵州曾是全国脱贫攻坚主战场，当前则是全国乡村振兴战略实施的主战场，统筹城乡一体化发展的任务十分艰巨。

希望“贵州乡村振兴”书系的推出，可以切实助力于“新型工业化、新型城镇化、农业现代化、旅游产业化”目标的实现，乃至助力于全面建成社会主义现代化强国和实现中华民族伟大复兴。

是为序。

中国工程院院士

贵州大学校长

2023 年 3 月

序

提升农村群众健康素养水平是实施乡村振兴战略的重要前提，是农村经济社会发展的重要基础，是巩固拓展脱贫攻坚成果的重要保障。2021年，中央一号文件《中共中央　国务院关于全面推进乡村振兴加快农业农村现代化的意见》专门提出：全面推进健康乡村建设，加强妇幼、老年人、残疾人等重点人群健康服务，加强对农村留守儿童和妇女、老年人以及困境儿童的关爱服务。2022年，《国务院关于支持贵州在新时代西部大开发上闯新路的意见》（国发〔2022〕2号）进一步提出：推进健康贵州建设，提升基层卫生健康综合保障能力。2023年，《中共中央　国务院关于做好2023年全面推进乡村振兴重点工作的意见》提出：加强农村老幼病残孕等重点人群医疗保障，最大限度维护好农村居民身体健康。

我国现有5亿多农村人口，其中外出务工人员，以及留守老人、留守儿童等特殊人群占很大比例。贵州省疾病预防控制中心的监测数据显示，贵州农村人群的死亡率高于全国及西部平均水平，因慢性病导致的死亡人数占农村全部死亡人数的84.0%。2018年，贵州农村居民接受健康体检的比例仅有32.2%，低于城市地区比例（41.0%），而高血压、糖尿病等慢性病的患病率，农村与城市已没有差异。

如何做好巩固拓展脱贫攻坚成果和乡村振兴的有效衔接，如何推进健康乡村建设，开展健康知识的普及与宣传，增强农村群众的文明卫生意识和健康素养水平，是巩固拓展健康扶贫成果、实施乡村振兴战略的重要课题。

欣闻“贵州乡村振兴”书系即将出版，其中由贵州省疾病预防控制中心牵头编写的“农村健康生活知识手册”丛书以图文并茂的形式，围绕当前农村地区的常见病、多发病以及广大农村群众关心的健康问题，不仅介绍了高血压、糖尿病等常见病的防治知识，老年人、儿童、孕产妇等重点人群的健康管理方法，农村常见毒蘑菇识别要点，农村常见意外伤害、自然灾害防治知识等，还对农村群众就业、就医中急需的职业病防治、医保政策要点以及合理用药、免疫接种、膳食营养等知识进行了科普宣传，内容深入浅出，文字通俗易懂，契合农村群众的实际需要。这种形式的健康科普非常符合世界卫生组织提出的“将健康融入所有政策（Health in All Policies，HiAP）”的方针，必能为提升广大农村群众的健康素养水平发挥积极的作用。

衷心祝愿阅读该丛书的广大农村群众，更加健康，更加幸福！

吴静

2023 年 2 月 1 日

（吴静为中国疾病预防控制中心慢性非传染性疾病预防控制中心主任，研究员）

目 录

第一篇 **膳食与营养有什么关系?** ……… 01

第二篇 **食物怎么搭配着吃才健康?** … 07

第三篇 **食材怎么烹调才健康?** ………… 19

第四篇 **食物怎么选才健康?** …………… 23

第五篇 **孩子怎么吃才健康?** …………… 35

第六篇 **老年人怎么吃才健康?** ………… 59

附录 **健康小歌谣** ………………………… 66

第一篇

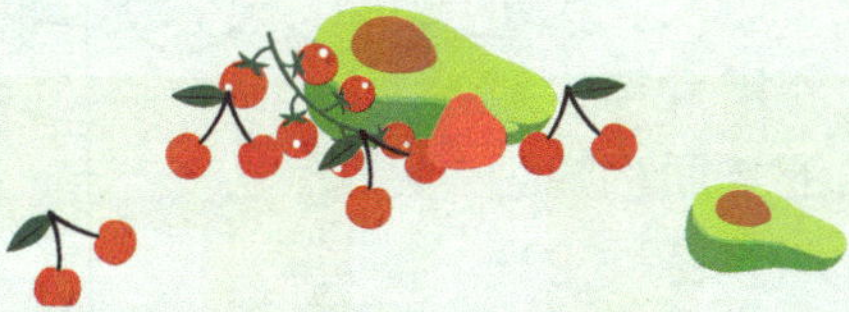

膳食与营养有什么关系？

什么是营养？

营养是指机体摄取食物，经过消化、吸收、代谢和排泄，利用食物中对身体有益的物质构建组织器官、调节各种生理功能，维持正常生长发育和防病保健的过程。

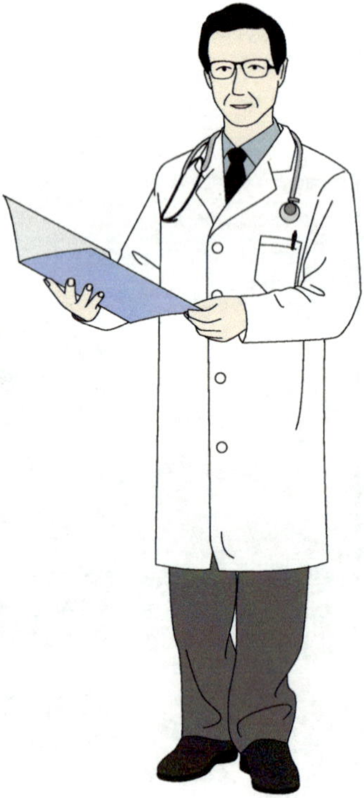

什么是营养素？

营养素是指维持机体生长、发育、活动、繁殖及正常代谢所需的物质，包括蛋白质、脂肪、碳水化合物、矿物质及维生素等。

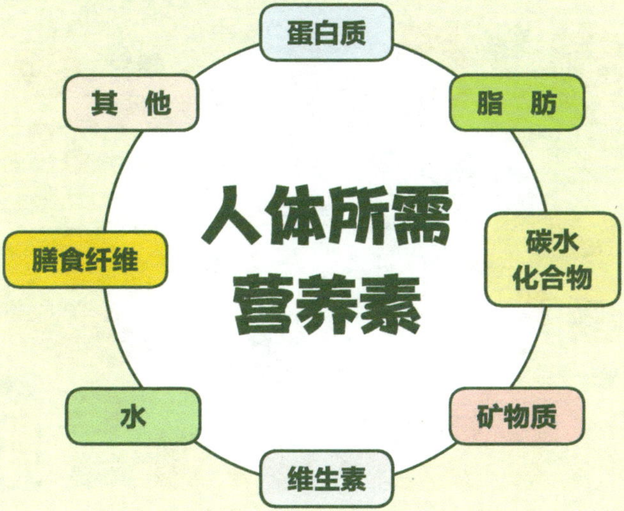

什么是平衡膳食？

平衡膳食是指选择多种食物，经过适当搭配制作出的饮食，能满足人们对能量及各种营养素的需求的膳食。

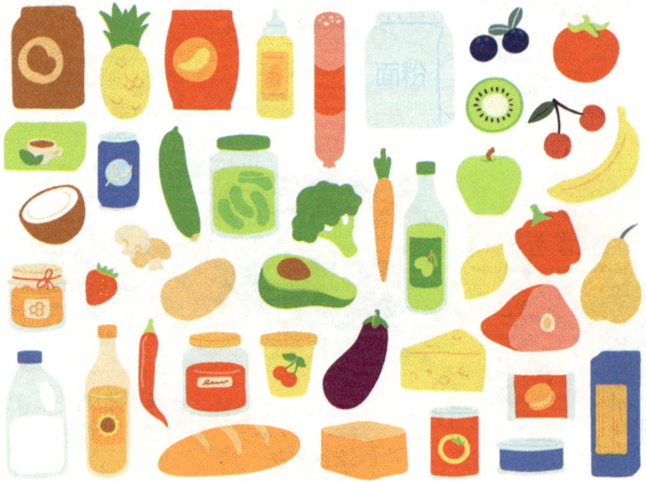

营养不良对人体健康有什么影响？

营养不良除易导致贫血、免疫力下降、骨质疏松及儿童青少年发育不良外，还易导致肥胖症、糖尿病、高脂血症、高血压等多种疾病，甚至诱发肿瘤。

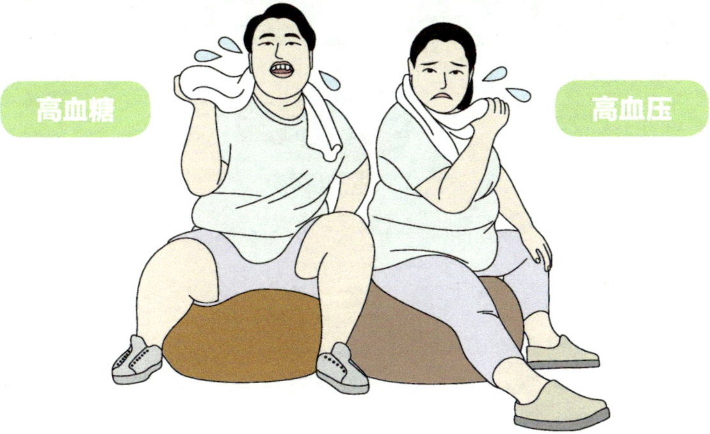

食物提供人体需要的七种营养

- **碳水化合物**：如谷类、薯类、杂豆
- **蛋白质**：如肉、蛋、奶、大豆
- **脂肪**：如植物油、动物油
- **维生素**：如动物肝脏富含维生素A、维生素D，粗粮富含B族维生素，蔬菜、水果富含维生素C等。
- **矿物质**：如核桃富含钙、钾、铁等。
- **膳食纤维**：如蔬菜、水果
- **水**

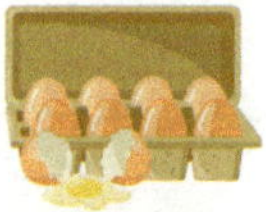

蛋白质

（肉、蛋、奶、大豆）

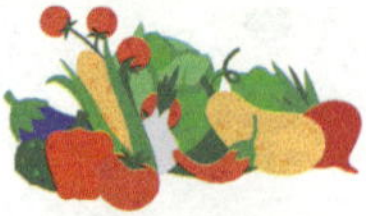

膳食纤维

（蔬菜、水果）

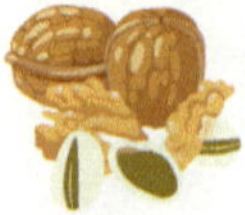

矿物质

（坚果类等）

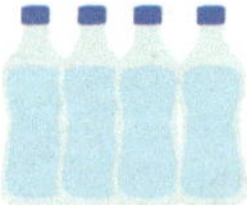

水

（白开水、淡茶水）

维生素

（蔬菜、水果、谷物、油等）

部分营养来源

第二篇

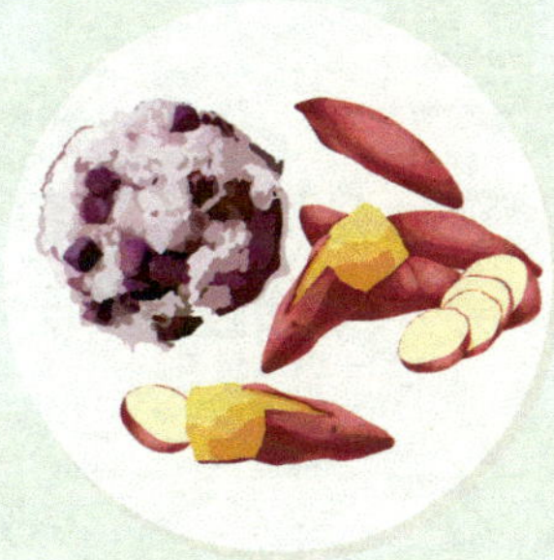

食物怎么搭配着吃才健康？

人体每天需要摄入的食物

- 谷类、薯类。人体每天摄入谷类200～300克，其中包含全谷物和杂豆类50～150克；薯类50～100克。注意：种类多样，以谷类为主，粗粮、细粮搭配着吃。
- 蔬菜类、水果类。人体每天摄入蔬菜不少于300克，深色蔬菜应占1/2；摄入水果200～350克。注意：水果应适量，果汁不能代替全果。
- 动物性食物。人体每天摄入动物性食物120～200克。注意：适量吃鱼、禽、蛋等，每周至少吃2次水产品，每天吃1个鸡蛋，吃鸡蛋不弃蛋黄。
- 奶及奶制品、大豆及坚果类。人体每天摄入奶及奶制品300～500克，摄入大豆及坚果类25～35克。注意：坚果虽好，但不能过量。
- 油和盐。人体每天摄入食用油不超过30克，摄入食用盐不超过5克。注意：做菜时尽量少放油、少放盐。
- 水。人体每天至少饮水1500~1700毫升。注意：在气温较高或身体活动量较多的情况下，应适当增加饮水量。

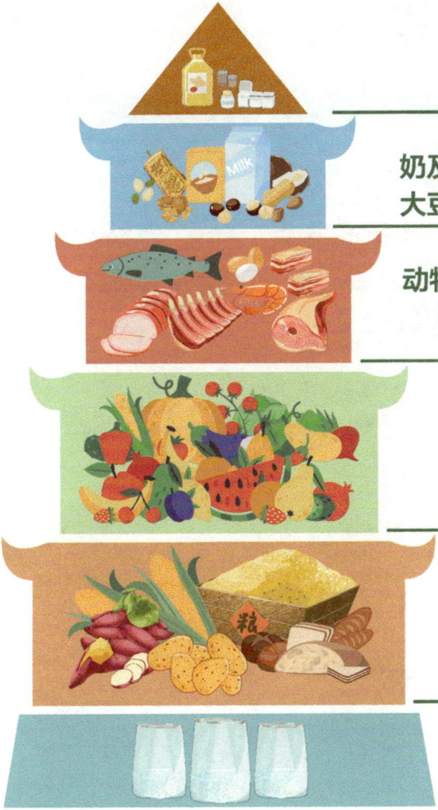

盐：＜5克
油：25~30克

奶及奶制品：300~500克
大豆及坚果类：25~35克

动物性食物：120~200克
——每周至少2次水产品
——每天一个鸡蛋

蔬菜类：300~500克
水果类：200~350克

谷类：200~300克
——全谷物和杂豆50~150克

薯类：50~100克

水：1500~1700毫升

谷类、薯类

谷类、薯类

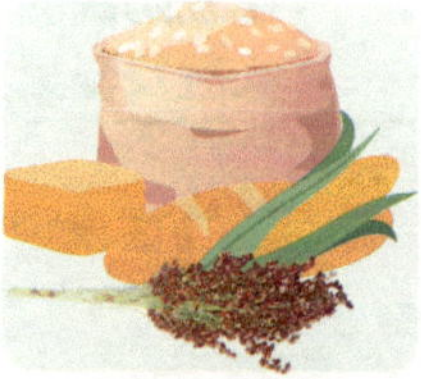

大米、面粉、小米、高粱、玉米等及其制品

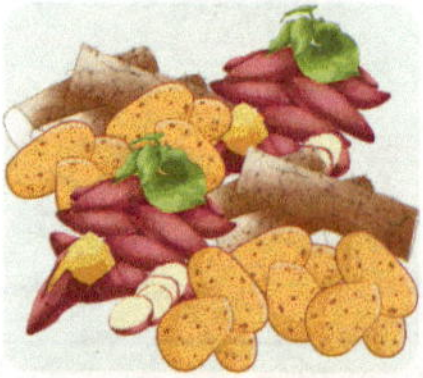

红薯、土豆、木薯、山药、芋头等

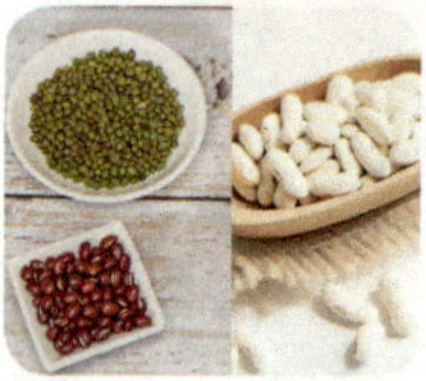

红豆、绿豆、芸豆等

★粗粮、细粮搭配吃，营养又健康。

可以这样吃：米饭+杂豆，或者用杂粮做成的馒头、包子，再或者薯类可替代部分主食，等等。

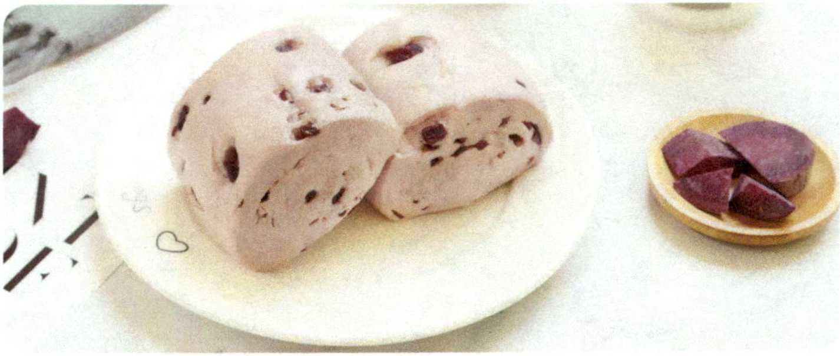

例：米饭+紫薯

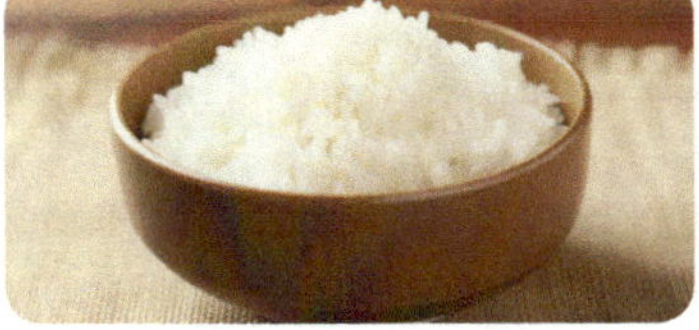

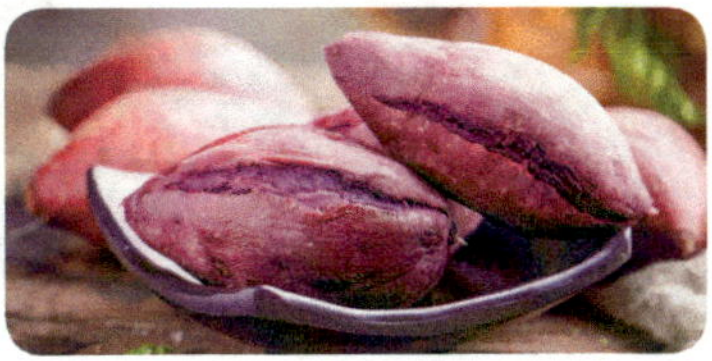

蔬菜类、水果类

蔬菜类

餐餐有蔬菜

至少一半为深色

蔬菜要新鲜

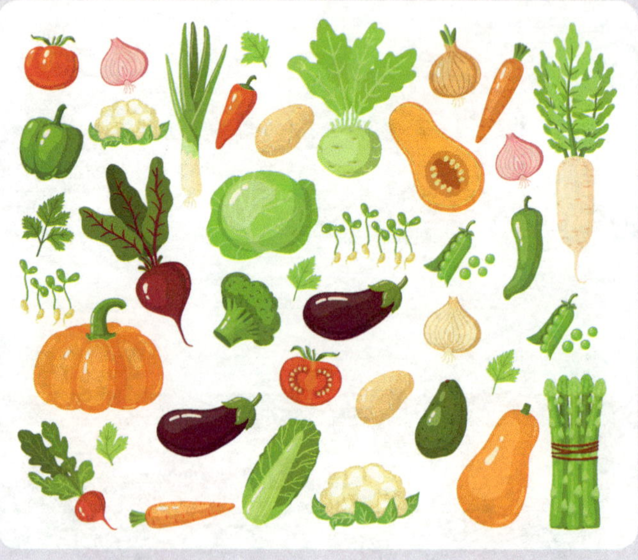

水果类

天天吃水果

水果要适量

果汁不如全果

蔬菜、水果不可互相替代

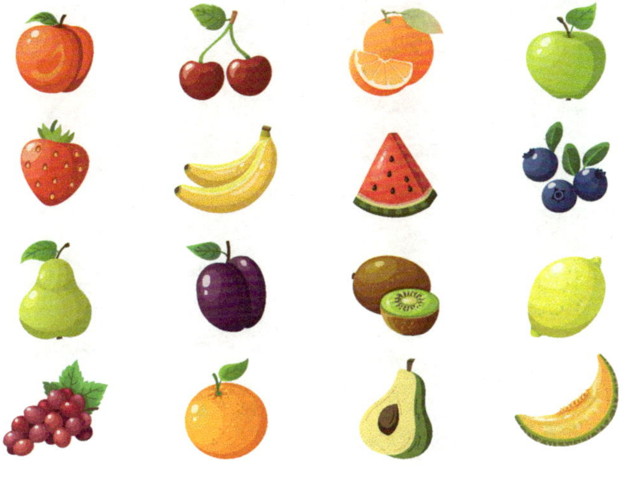

动物性食物

每餐尽量吃适量的瘦肉，可每周吃2次鱼，每天吃1个鸡蛋。

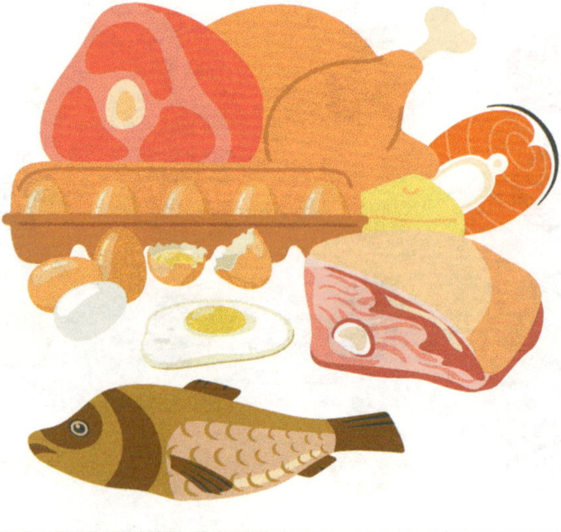

第二篇

奶及奶制品、大豆及坚果类

奶及奶制品、大豆及坚果类是蛋白质和钙的良好来源，营养密度高，这些食物每天应适量吃点儿。

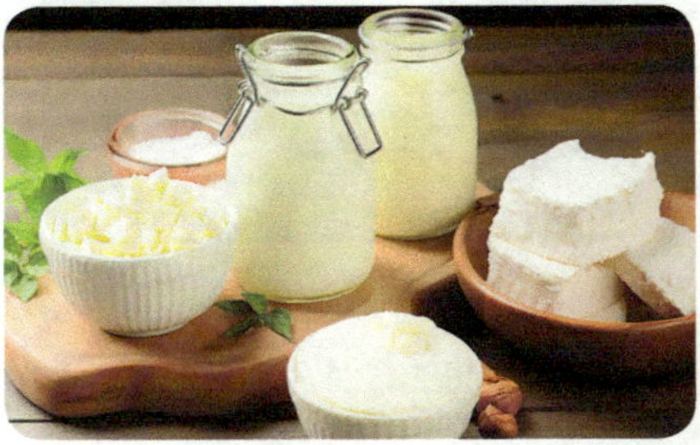

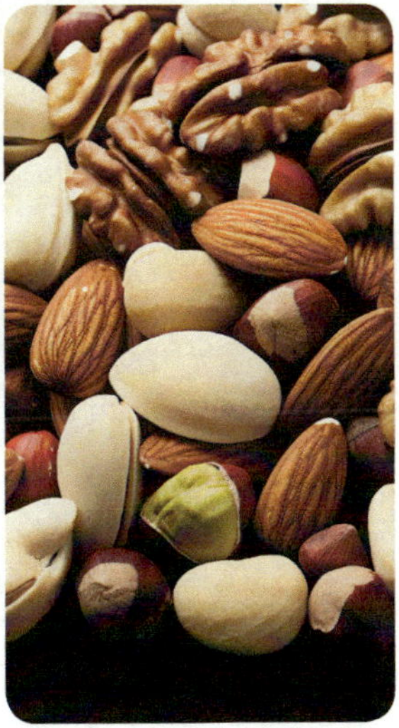

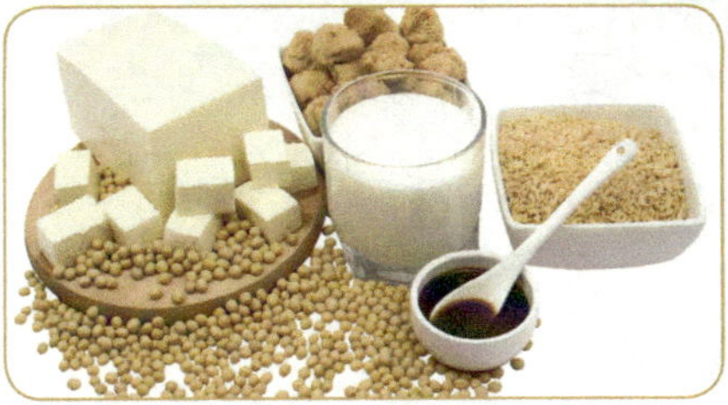

油和盐

油和盐的摄入要适量，清淡饮食保健康。

过量食用盐可能会增加患高血压的风险。

成人每天食盐的摄入量应小于5克。

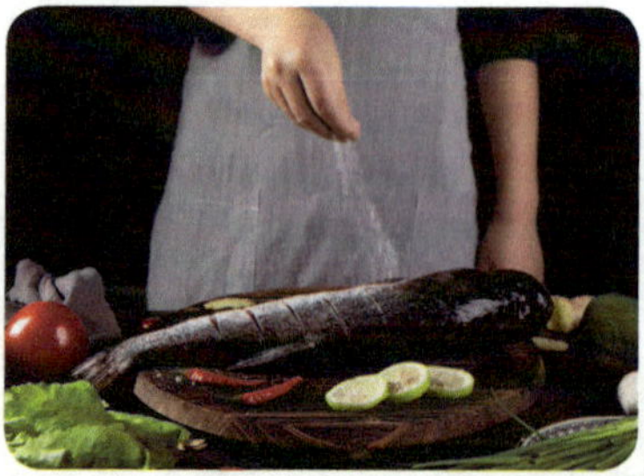

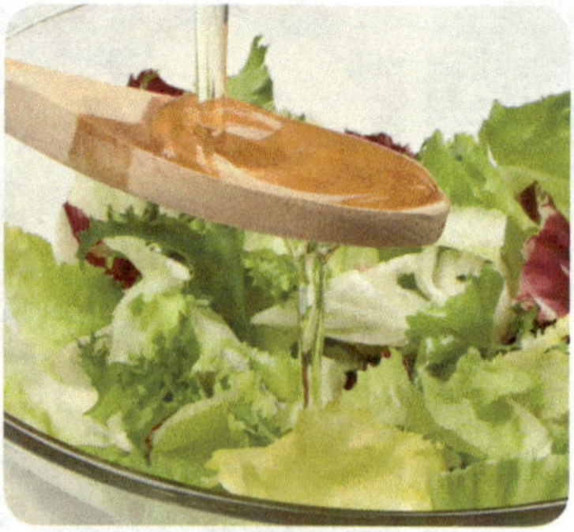

油的摄入有讲究：

★ 每天的摄入量不宜超过30克。

★ 少摄入动物油，适量摄入植物油。

摄入种类

食物要多样，每天12种记心上。

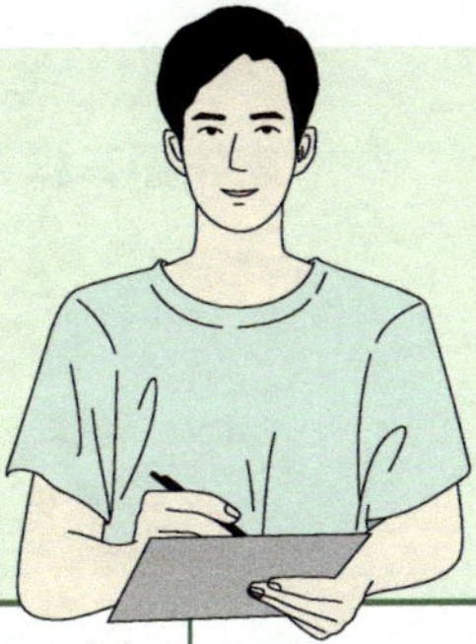

食物类别	平均每天摄入的种类数	每周至少摄入的种类数
谷类、薯类、杂豆类	3种	5种
蔬菜类、水果类	4种	10种
畜、禽、鱼、蛋	3种	5种
奶、大豆、坚果	2种	5种
合计	12种	25种

食物搭配

食物要多样，“彩虹”搭配最营养。

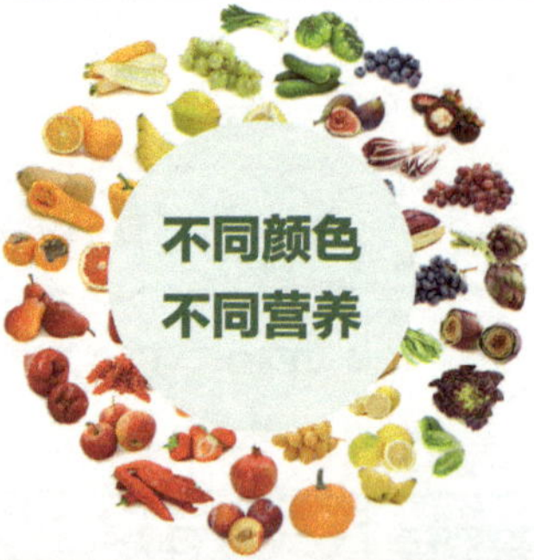

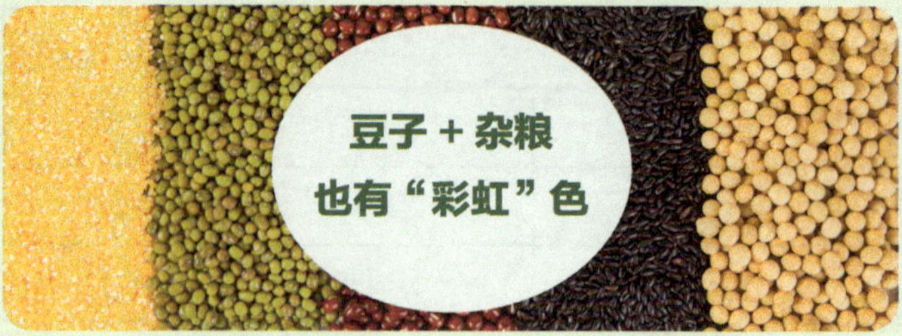

第三篇

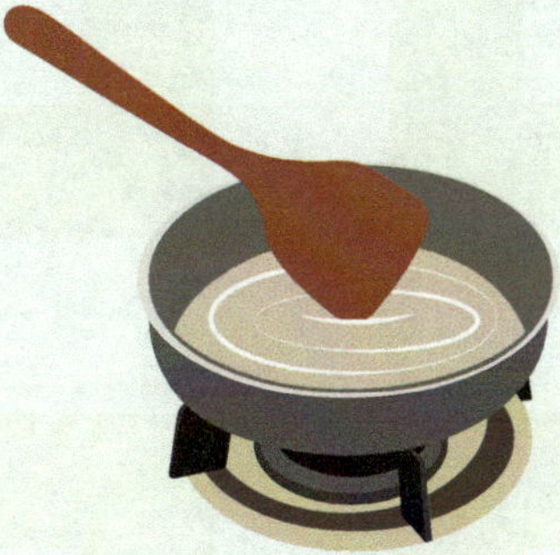

食材怎么烹调才健康？

食材应怎样烹调？

健康烹调优先顺序：

凉拌 > 蒸 > 煮 > 炖 > 煲 > 炒 > 煎 > 烤 > 炸

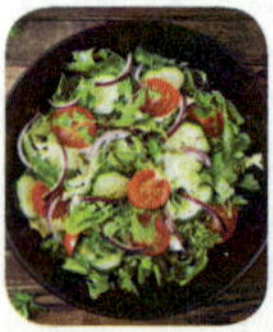
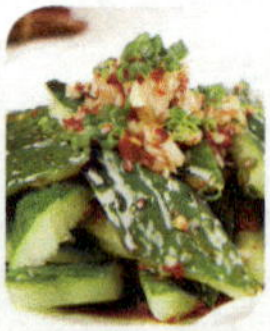
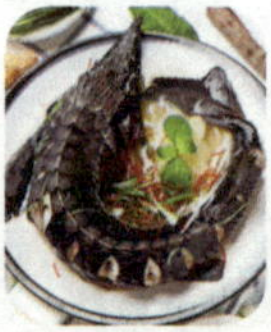
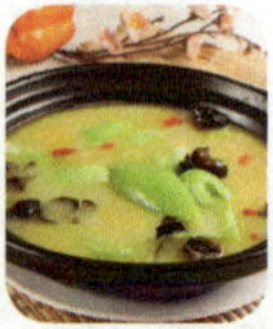
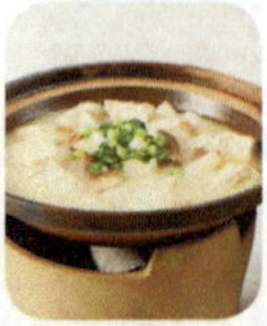
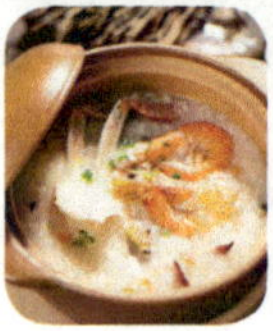
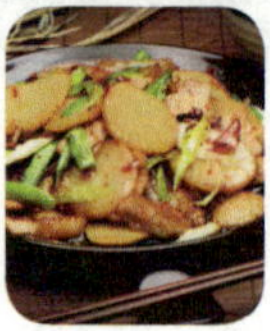
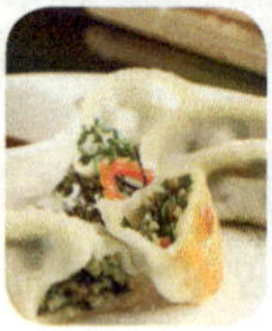
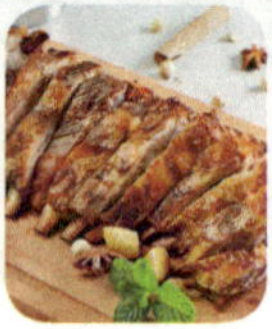
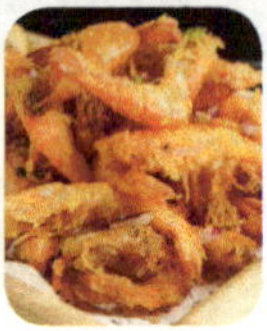

食物烹调程度越低越健康。过度烹调，维生素损失大，有害物质（如致癌物质）增多，加重肠胃负担，增加心脑血管疾病和肿瘤患病风险，因此应尽量不用或者少用煎、烤、炸等烹调方式。

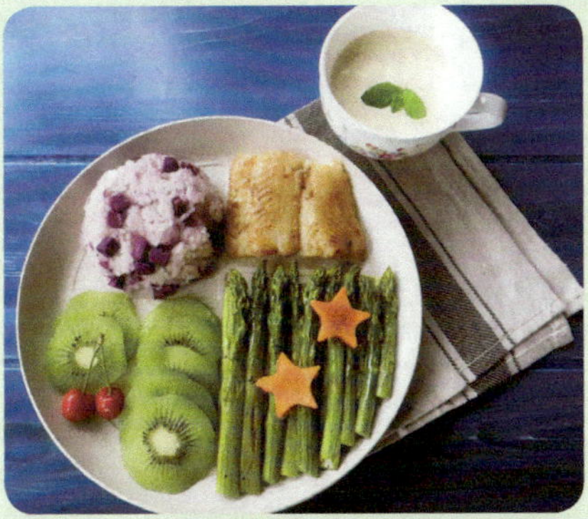

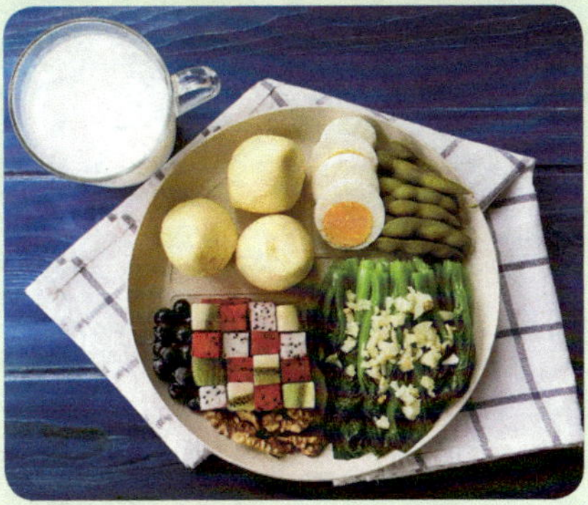

蔬菜烹调要合理，营养才能保留住。

凉拌生吃：适合生吃的蔬菜，可以在清洗干净后，凉拌生食。

先洗后切：减少维生素损失。

急火快炒：绿叶菜急火快炒，可以最大限度地保留蔬菜中的营养物质。

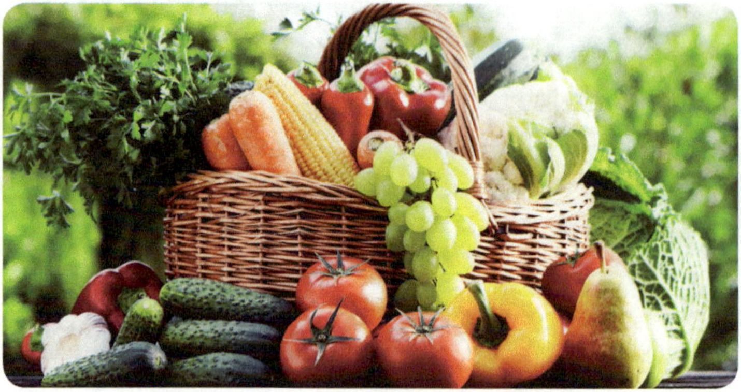

第四篇

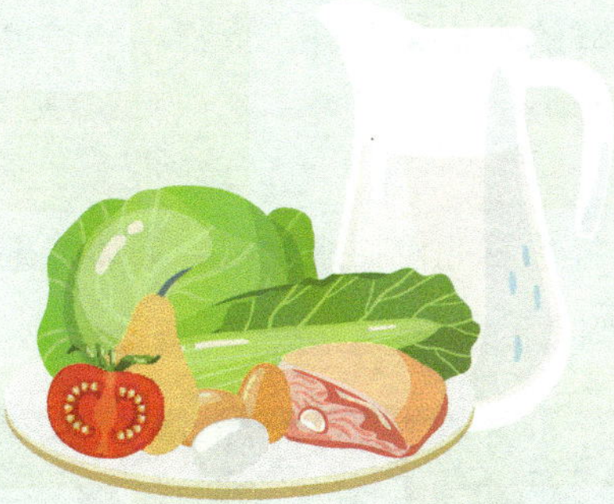

食物怎么选才健康?

什么食物优先选择？

首选当地当季新鲜、少加工食物

★ 选用新鲜的食材来烹饪，食材中的营养物质能更多地保留。

★ 选用符合季节的食材来烹饪，人体能摄入不同的营养物质。

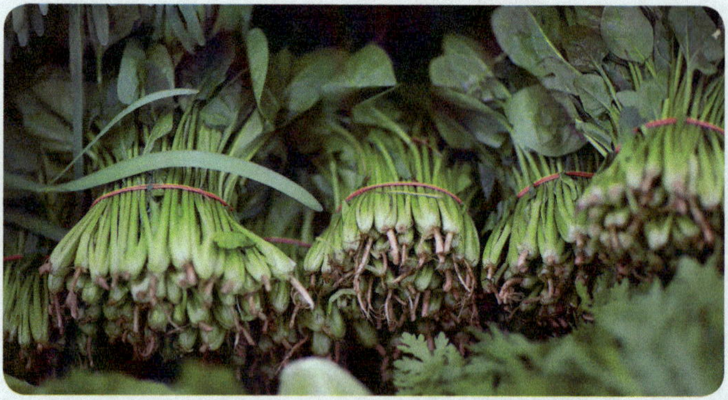

什么是营养标签?

营养标签是指在食品的外包装上标注营养成分并显示营养信息的标签。包括:

★ 营养成分表 ★ 营养声称 ★ 营养成分功能声称

项目	每100克含量
能量	1777 千焦
蛋白质	4.3 克
脂肪	11.4 克
反式脂肪酸	0 克
碳水化合物	74.0 克
膳食纤维	3.0 克
钠	600 毫克

营养成分表（部分）

本产品含有膳食纤维 —— **营养声称**

膳食纤维有助于维持正常的肠道功能 —— **营养成分功能声称**

看营养成分表

查看蛋白质、脂肪、碳水化合物（糖）、钠的含量，选择少脂肪、少糖、少钠的食物。

营养成分表（部分）	
项目	**每100克含量**
能量	180 千焦
蛋白质	0 克
脂肪	0 克
碳水化合物	10.6 克
钠	12 毫克

看配料表

越往前排者，含量越多，如果含有添加剂是一定会标明的，建议选添加剂少的食物。

配料：

水、果葡糖浆、白砂糖、食品添加剂（如二氧化碳、焦糖色、磷酸、咖啡因）等。

第四篇

怎么选食物？

不选、少选高脂、高盐、高糖的加工食品

新鲜食物 —加工（盐、油、糖）→ 高脂、高盐、高糖的加工食品

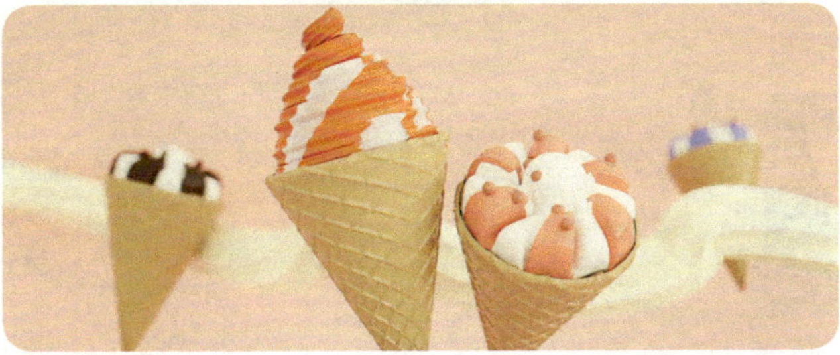

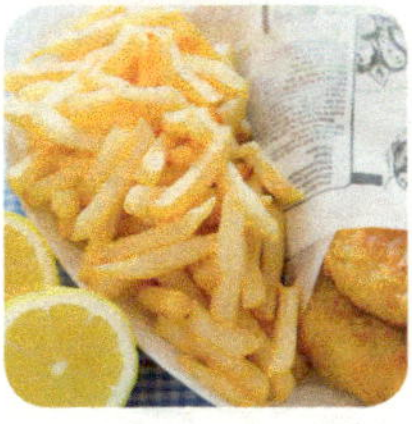

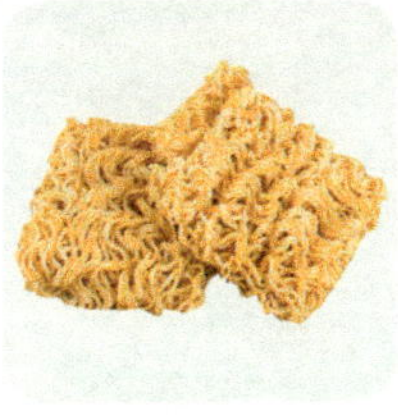

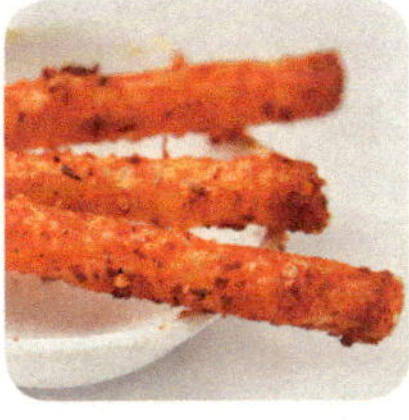

常见饮料的含糖量

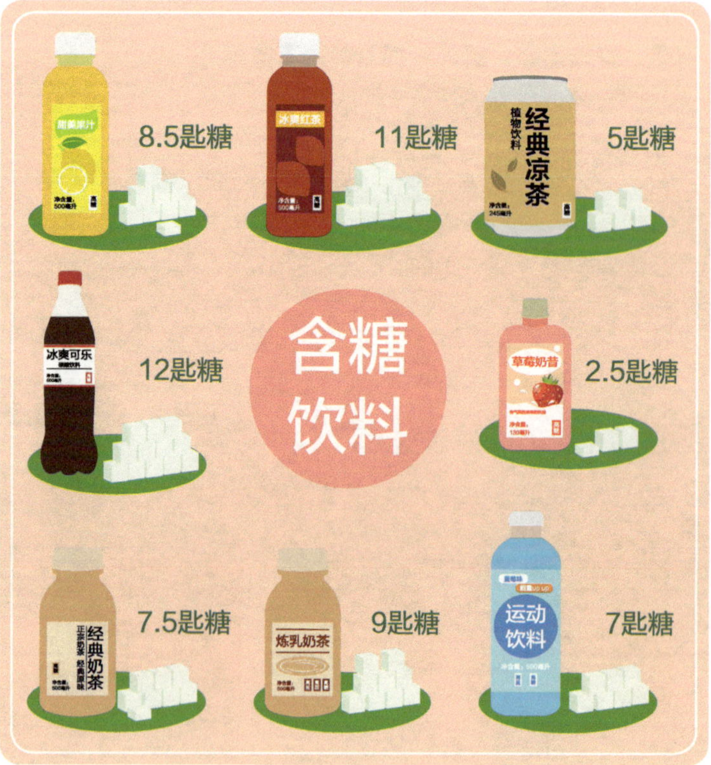
甜美果汁
8.5匙糖
冰爽红茶
11匙糖
经典凉茶
植物饮料
5匙糖
冰爽可乐
12匙糖
含糖饮料
草莓奶昔
2.5匙糖
经典奶茶
7.5匙糖
炼乳奶茶
9匙糖
运动饮料
7匙糖

第四篇

为什么要少选高脂、高盐、高糖的食物?

长期过量摄入高脂、高盐、高糖的食物，可能导致糖尿病、高血压或超重。

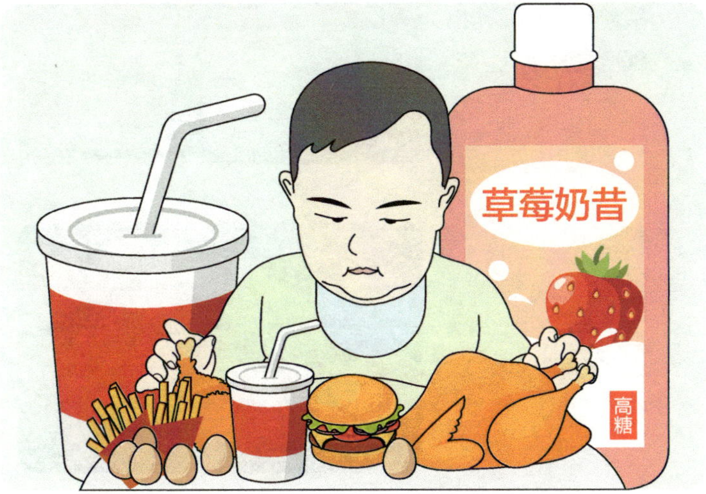

零食应该怎么选择？怎么吃？

零食摄入要适量、健康

★ 酸奶1份（每天约300毫升）

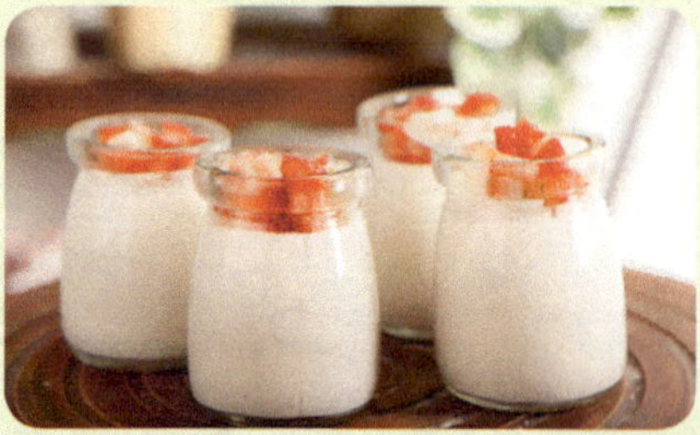

★ 水果1~2个（每天约200~350克）

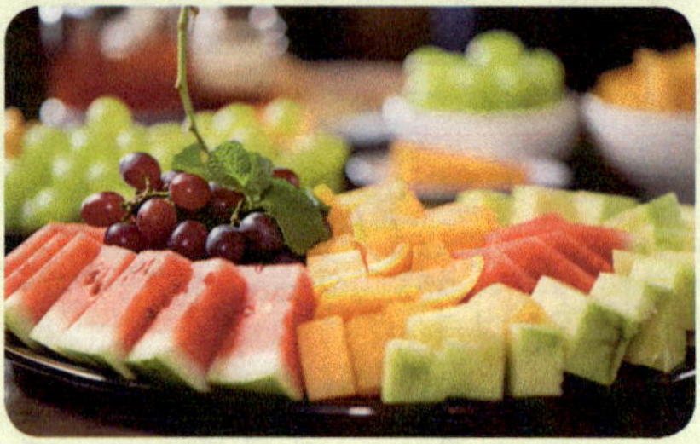

★坚果一小把（每天不超过15克）

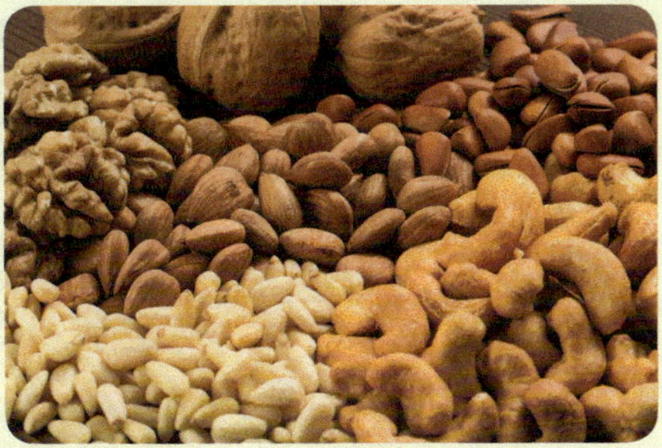

少吃或不吃不健康的零食

★糖果

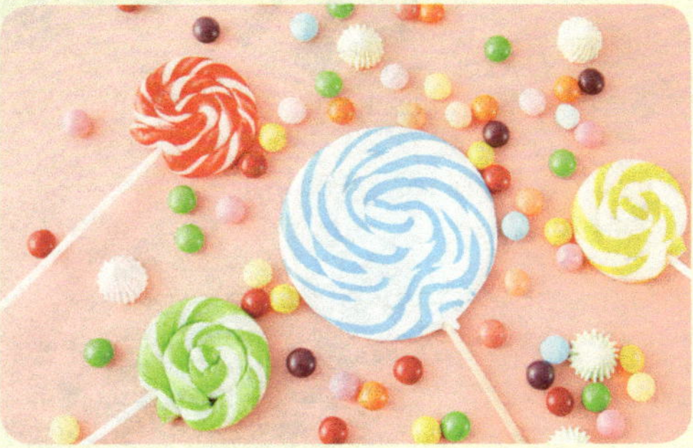

★ 油炸食品

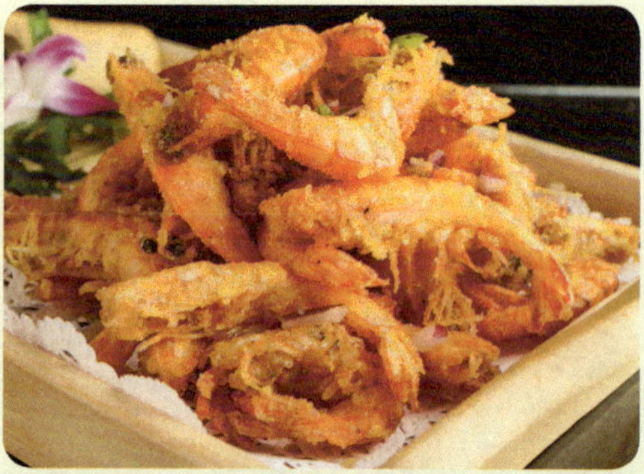

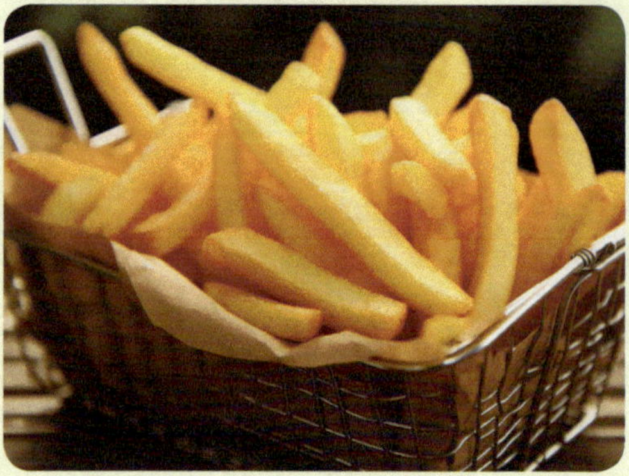

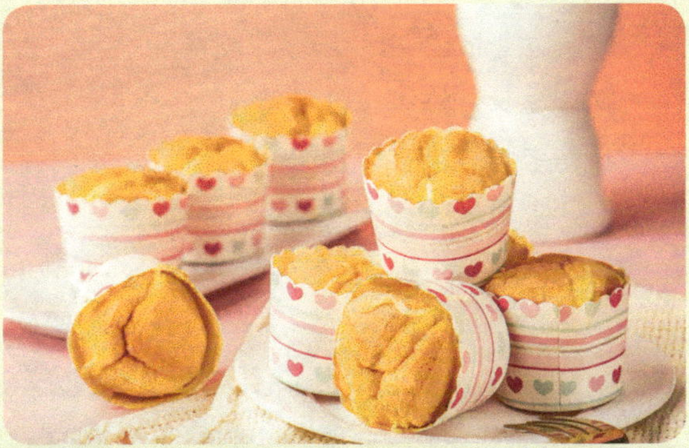

★ 甜点

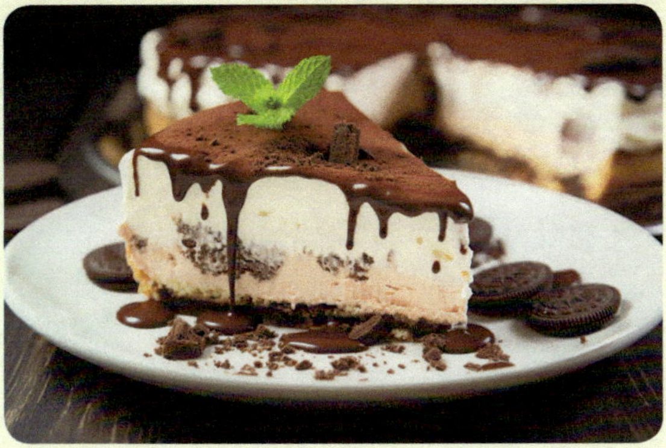

零食采购计划

★ 膨化类、油炸类、糕点类及糖果等零食，以月为单位，限量采购。

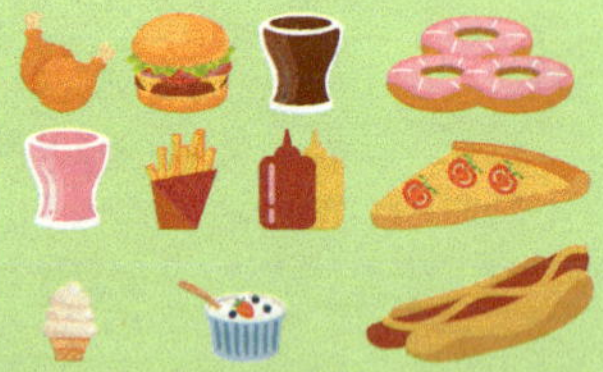

★ 牛肉干、坚果等零食，以周为单位，适量采购，适量食用。

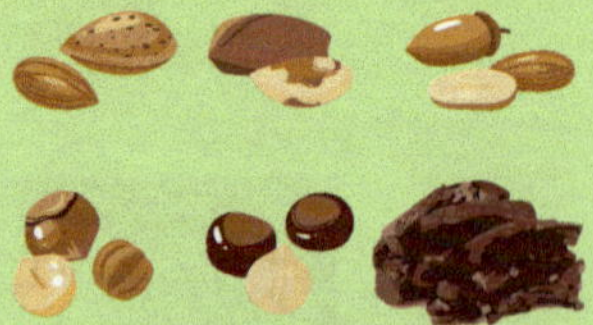

★ 新鲜蔬菜、新鲜水果及纯牛奶等零食，以日为单位，足量采购，保证每天都能吃到。

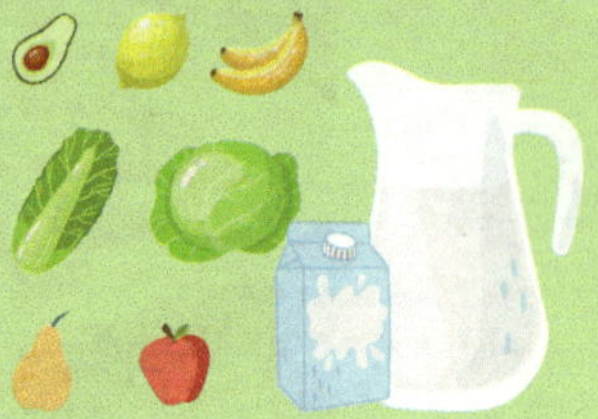

第五篇

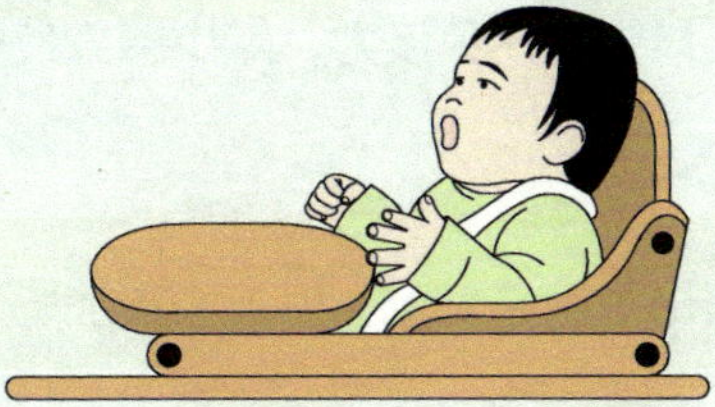

孩子怎么吃才健康？

为什么母乳是6个月内婴儿的最好食物？

★ 纯母乳含有婴儿需要的所有营养物质。

★ 母乳喂养可增强婴儿免疫力，减少感染疾病和过敏的风险。

★ 哺乳可增强母子情感交流，使孩子更加聪明伶俐。

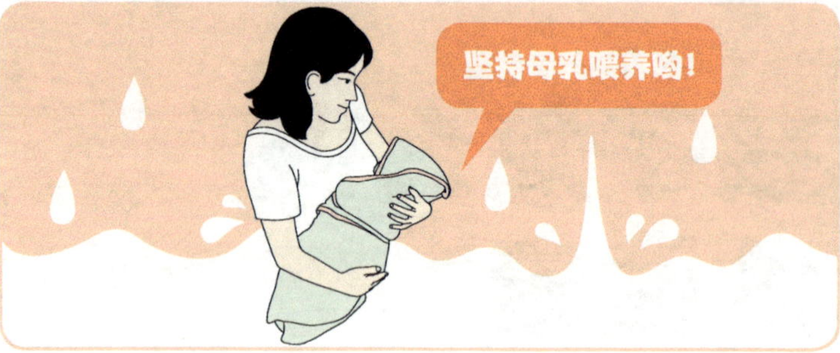

6个月内婴儿母乳喂养的准则是什么？

★ 母乳是婴儿最好的食物，6个月内宜纯母乳喂养。

★ 出生后1小时内开奶，让婴儿尽早吸吮母乳。

★ 积极回应婴儿喂养需求，建立良好的生活规律。

★ 适当补充维生素 D，母乳喂养无须补钙。

★ 母乳喂养遇到困难时，及时咨询医生及其他专业人士。

★ 定期监测婴儿发育情况。

吸出的母乳在保存条件和时间上有什么要求？

室温下保存

★ 20~25摄氏度，4小时内。

冷藏

★ 15摄氏度左右，24小时内。

★ 4摄氏度左右，48小时内。

★ 4摄氏度冰箱门常开，24小时内。

冷冻

★ −15~−5 摄氏度，3~6 个月。

★ −20摄氏度以下，6~12个月。

吸出的母乳应使用一次性储奶袋保存，不宜用玻璃瓶保存，并记录好储奶时间。

给婴幼儿喂保存的母乳，宜将储奶袋置于温水中加热后再倒入奶瓶，且解冻后的母乳不宜再次冷冻保存。

6~24个月婴幼儿的喂养准则是什么?

★ 母乳喂养，6个月后添加辅食，从含铁的糊状食物开始。

★ 食物种类要丰富，注意添加鱼、禽肉及蛋。

★ 少糖、少盐，适量油脂，吃食物原味。

★ 积极响应婴幼儿饮食需求，鼓励但不强迫进食。

★ 注意饮食卫生及安全。

★ 定期监测体格指标，确保健康成长。

对于6~24个月的婴幼儿，纯母乳已不能满足他们的生长要求，必须增加其他营养丰富的食物。婴幼儿通过体验和适应各种食物，可促进消化系统、免疫系统的发育，以及感觉、认知、行为能力的发展。

为什么婴儿在6个月时要添加辅食？

不宜过早添加

★ 过早添加辅食，会减少母乳喂养，增加儿童期和成人期肥胖风险。

★ 婴儿消化系统不成熟，会增加感染和过敏的风险。

★ 影响婴儿长期进食行为。

不宜过晚添加

★ 过晚添加辅食，易造成婴儿能量及营养摄入不足，导致营养缺乏等相关疾病。

★ 增加过敏风险。

★ 造成喂养困难，形成如挑食等不良的饮食习惯。

如何给婴儿添加辅食?

品种由单一到多样

每次只喂一种食物，吃完后观察宝宝是否有腹泻、长皮疹、呕吐等现象。如果没有，则 2~3 天后再提供另外一种。

数量由少到多

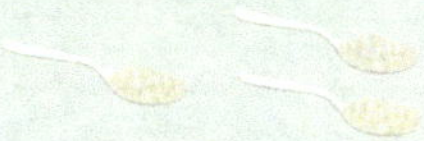

从半勺开始，等宝宝习惯后，再逐步增加。

质地由稀到干

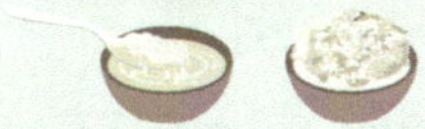

从稀糊状开始，逐渐过渡到略稠的糊，再到较干的固体食物。

性状由细到粗

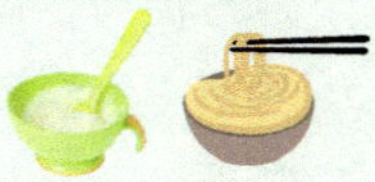

从细腻的泥状开始，逐渐增加食物颗粒的大小，锻炼婴儿咀嚼能力。

如何给婴儿添加鸡蛋？

★ 少数婴儿对鸡蛋蛋白过敏，建议从婴儿6个月大时，开始添加辅食，可以从纯蛋黄开始添加。

★ 整蛋冷水下锅，水开后煮10分钟，取蛋黄，加适量母乳、配方奶或水调成糊状喂养。

★ 如有呕吐、腹泻、长皮疹等症状，应停止喂养，严重时及时就医。

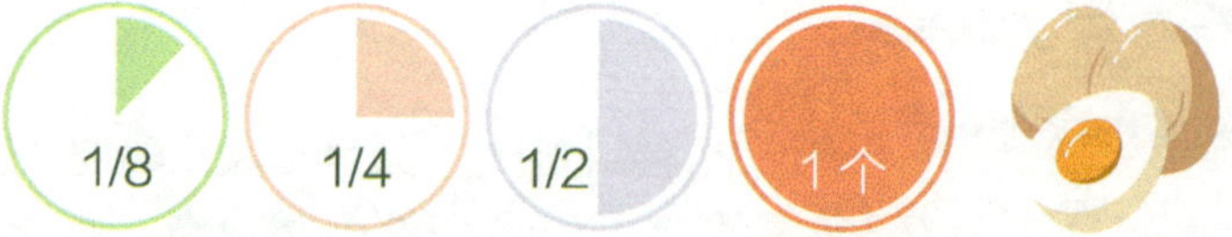

第一天	第二天	第三天	第四天	少量加入蛋白蒸蛋，让婴儿逐步适应，直到可以用全蛋喂养
1/8个鸡蛋黄	1/4个鸡蛋黄	1/2个鸡蛋黄	1个鸡蛋黄	

如何给宝宝制作营养丰富的辅食？

肉泥

★ 猪瘦肉、牛肉、去皮鸡肉等，洗净后加工成肉糜，蒸熟或煮熟。

★ 刚开始喂辅食时，可加入母乳等一起制作成辅食。

★ 不足12个月的婴儿不宜添加糖、盐。

肝泥

★ 将猪肝、鸡肝、鸭肝洗净后剔除筋膜，剁成肝泥，蒸熟或煮熟。

★ 可加入母乳等一起制作成辅食。

★ 不宜添加糖、盐。

鱼泥

★ 鱼肉洗净后蒸熟或煮熟，去除皮、骨、刺，肉压成泥。

★ 可加入母乳等一起制作成辅食。

★ 不宜添加糖、盐。

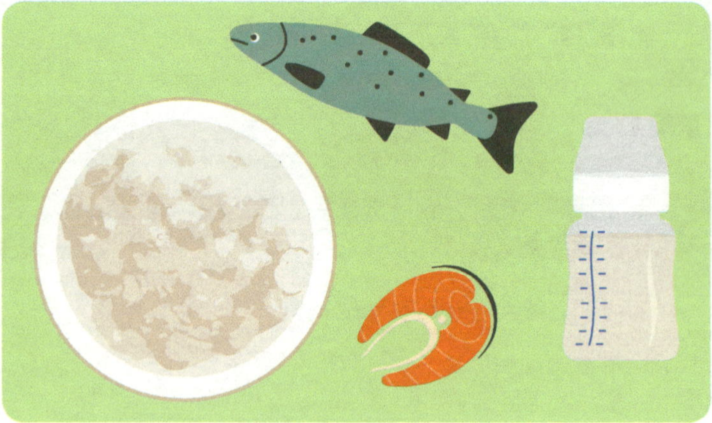

7~9个月的宝宝每天吃什么？吃多少？

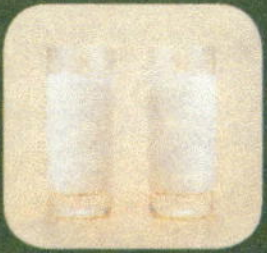 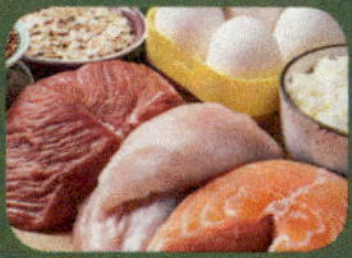 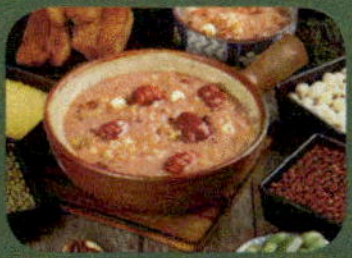 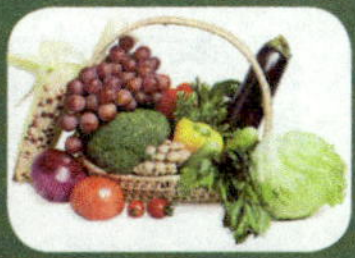

母乳/配方奶	富铁食物	谷物	蔬菜、水果
600 毫升	至少 1 个蛋黄，25 克猪肉（牛肉）、禽、鱼	不低于 20 克	各 25~100 克

★ 对鸡蛋黄过敏的，则增加肉类30克。

★ 如辅食以谷物、蔬菜、水果为主，需额外添加不超过 10 克的油脂。推荐亚麻籽油、核桃油等植物油。

★ 辅食添加从泥糊状逐渐过渡到小颗粒，如稠粥、烂面、碎菜等。

10~12个月的宝宝每天吃什么？吃多少？

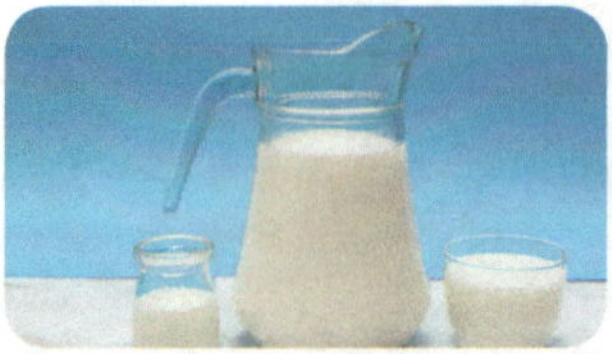

母乳/配方奶

600毫升

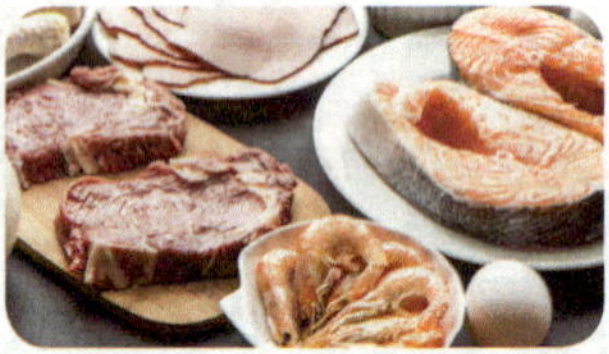

鸡、鸭、鱼肉及蛋

1个鸡蛋，25~75克猪肉（牛肉）、禽、鱼

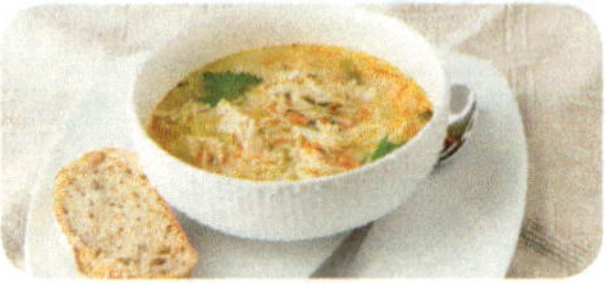

谷物

20~75 克

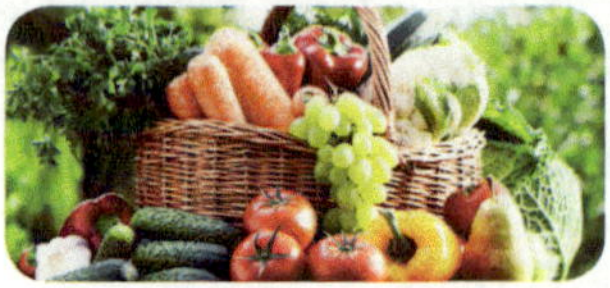

蔬菜、水果

各25~100克

13~24个月的宝宝每天吃什么？吃多少？

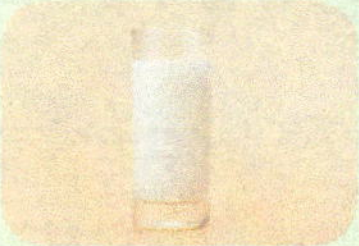

母乳/配方奶

500毫升

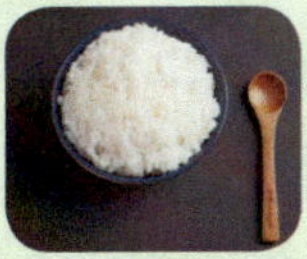

谷物

50~100克

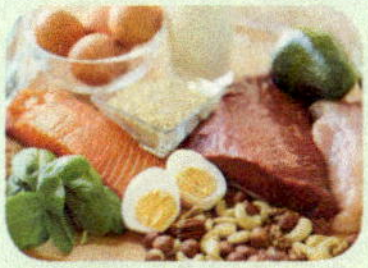

鸡、鸭、鱼肉及蛋

1个鸡蛋，50~75克猪肉（牛肉）、禽、鱼。

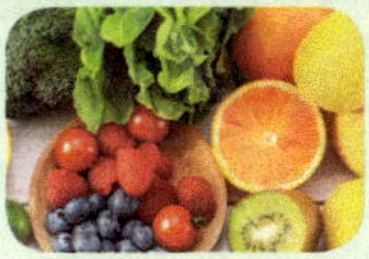

蔬菜、水果

各50~150克

对于这个阶段的宝宝，不能母乳喂养或母乳不足时，首选幼儿配方奶，辅以少量鲜奶、酸奶等。

怎么让宝宝养成自己吃饭的习惯？

宝宝月龄

- 7~9月龄
  - **特点：**喜欢抓握。
  - **方法：**给小勺等让宝宝抓握。
- 10~12月龄
  - **特点：**手眼协调能力较好，能捡拾较小的物体。
  - **方法：**准备水果块、蔬菜块，让宝宝自己抓着吃。
- 13~17月龄
  - **特点：**有意愿尝试用小勺吃饭，但容易把饭撒出。
  - **方法：**鼓励宝宝自己用小勺吃饭，保持耐心。

宝宝月龄

- **18~23月龄**
  - **特点：**可以用小勺自己吃饭，但仍会把饭撒出。
  - **方法：**尽量让宝宝自己吃饭，保持耐心。
- **24月龄**
  - **特点：**能够用小勺自主进食，并且很少把饭撒出。
  - **方法：**积极鼓励，富有耐心。

7~24个月的宝宝的餐食时间如何安排？

时间	食物类别	注意事项
早上7点	母乳	逐渐添加其他常规的早餐食物
早上10点	母乳	逐渐添加水果、点心等
中午12点	辅食	逐渐增加（或改变）食物的种类、稠度、颗粒度，鼓励宝宝自己进食
下午3点	母乳	逐渐添加水果、点心等
下午6点	辅食	逐渐增加（或改变）食物的种类、稠度、颗粒度，鼓励宝宝自己进食
晚上9点	母乳	—
夜间	必要时增加母乳喂养1次	

2~5 岁儿童饮食要点是什么?

★ 三餐定时，食物多样，宝宝自己吃饭，爸妈不愁。

★ 天天喝奶1~2袋（每袋250毫升），足量喝水6~7杯；零食宜选择牛奶、水果和坚果，高油、高盐、高糖零食不能选。

★ 食物烹调有讲究，少调料、少糖盐、少油炸，减油脂。

★ 宝宝一起来做饭，认识食物好喜欢。

★ 多在户外跑，定期测体格，健康成长“我”最棒。

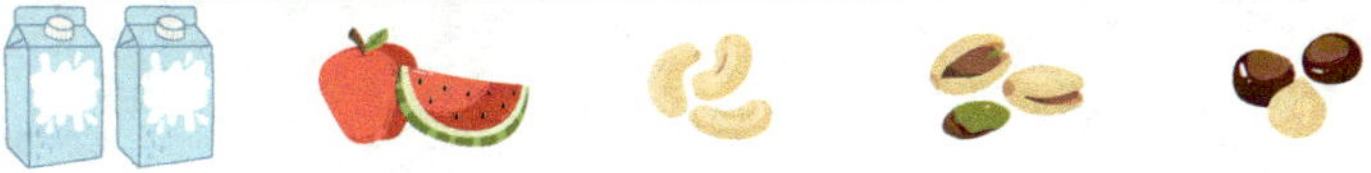

2~5岁儿童吃什么？怎么吃？

食物种类及数量建议	
种类	**数量**
谷类、薯类及杂豆类	平均每天 3 种以上，每周 5 种以上
蔬菜、菌藻类及水果类	平均每天 4 种以上，每周 10 种以上
鱼、禽、畜肉及蛋类	平均每天 3 种以上，每周 5 种以上
奶、大豆及坚果类	平均每天 2 种以上，每周 5 种以上

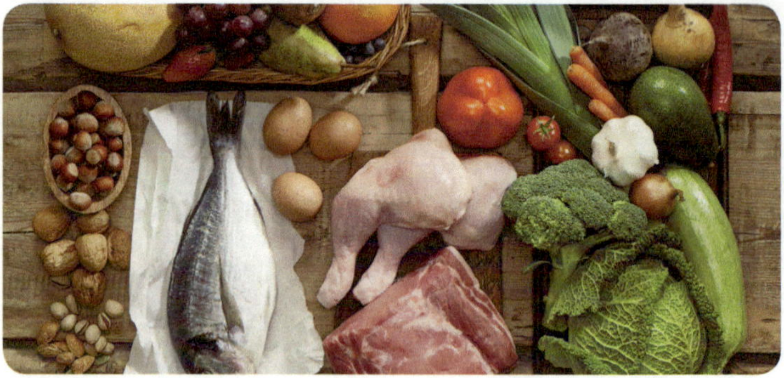

全天餐次及食物种类：

早餐 4~5 种

午餐 5~6 种

晚餐 4~5 种

加餐 1~2 种

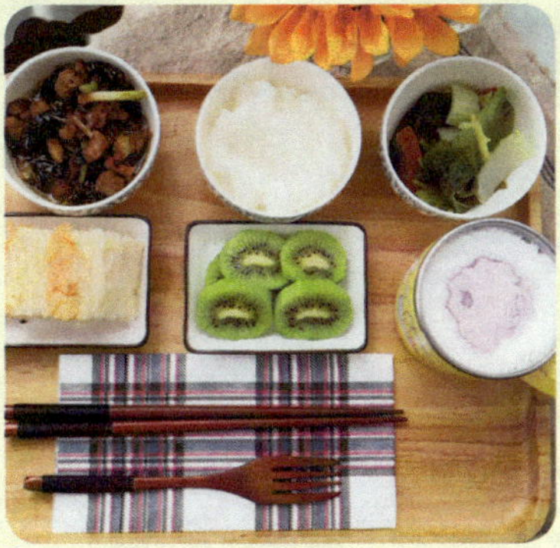

全天餐食安排：

★ 三餐两点：早餐、午餐、晚餐及两次加餐。

★ 每两正餐之间间隔4~5小时。

★ 加餐与正餐之间隔1.5~2小时。

★ 加餐：上午、下午各一次。如晚餐吃得早，睡前2小时可加一次餐，以牛奶、水果为主。

6~17岁儿童青少年的饮食要点是什么？

★ 主动参与食物选择和制作，学习营养知识。

★ 吃好早餐，会选零食，养成健康饮食好习惯。

★ 天天喝奶，足量饮水，不饮酒，不喝含糖饮料。

★ 多运动，少静坐，保证充足睡眠。

★ 常检测身高和体重，保持健康体重。

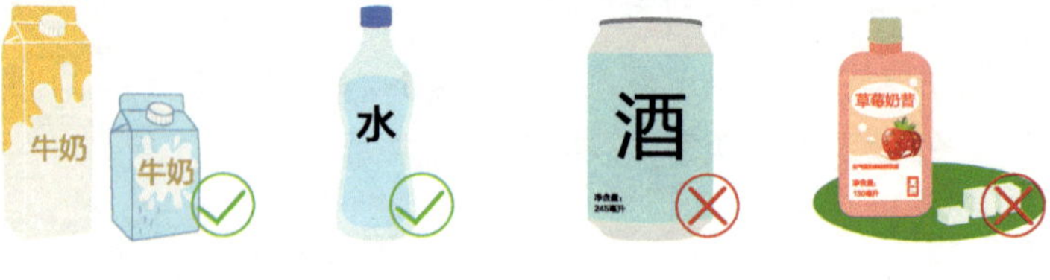

6~17岁儿童青少年早餐怎么吃?

早餐时间:

6 : 30~8 : 30，用餐时间最好在15~20分钟。

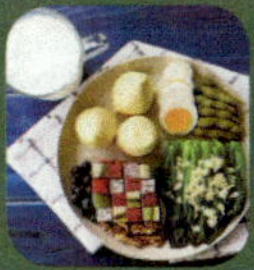

品种多样（包括以下 4 类中至少 3 类及以上）:

★ 谷类、薯类（如馒头、米线、红薯等）。

★ 蔬菜、水果（如黄瓜、菠菜、梨等）。

★ 动物性食物（如鱼肉、禽肉、蛋、奶等）。

★ 大豆及豆制品、坚果类（如豆浆、豆腐、核桃、杏仁等）。

食材及烹饪方式:

食材新鲜，少油炸，少加盐、糖。

不良饮食习惯如何影响孩子的健康？

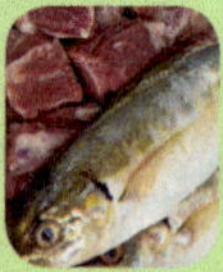

饮食不平衡导致营养不足，影响生长发育及身体健康。

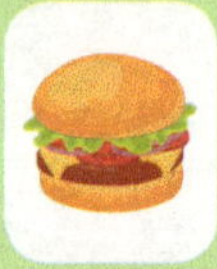

常吃高能量的快餐会导致肥胖，影响身体健康。

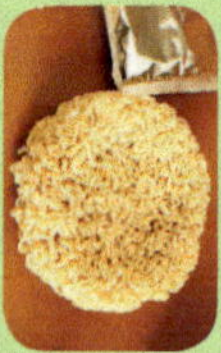

高糖、高油、高盐零食不仅会导致肥胖，还会增加患高血压、糖尿病等慢性疾病的风险。

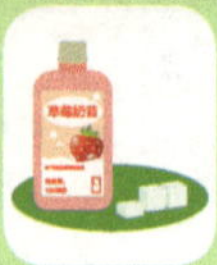

含糖饮料会增加患龋齿、致肥胖的风险。

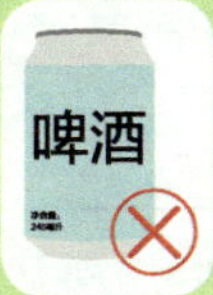

饮酒易引起酒精中毒、脏器损害，还会使学习能力下降，甚至产生一定的暴力倾向。

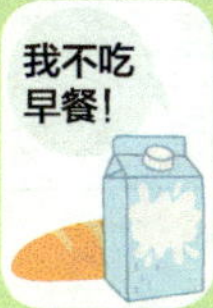

不吃早餐会降低认知能力，增加肥胖的风险。

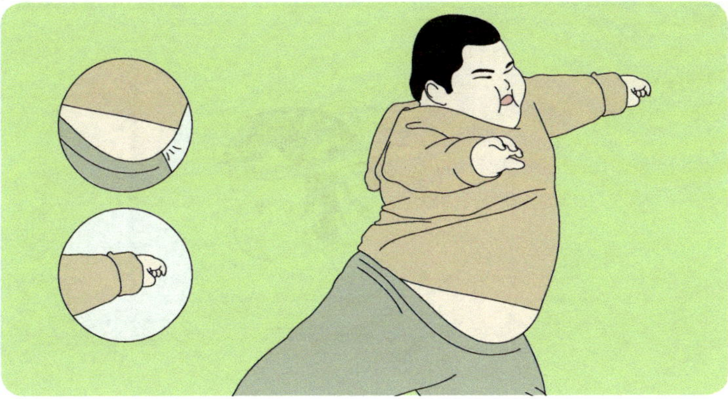

如何监测孩子的生长发育情况？

年龄	监测频率	监测体格指标
6个月前	每个月1次	身长、体重、头围
6~24个月	3~6个月1次	身长、体重、头围
2~5岁	6~12个月1次	身高、体重
6~17岁	12个月1次	身高、体重

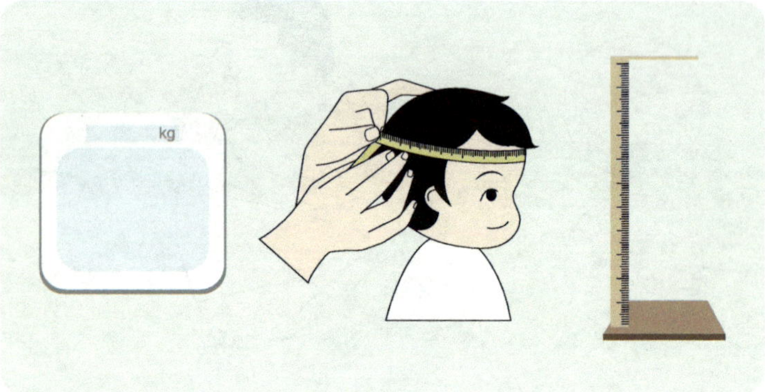

第六篇

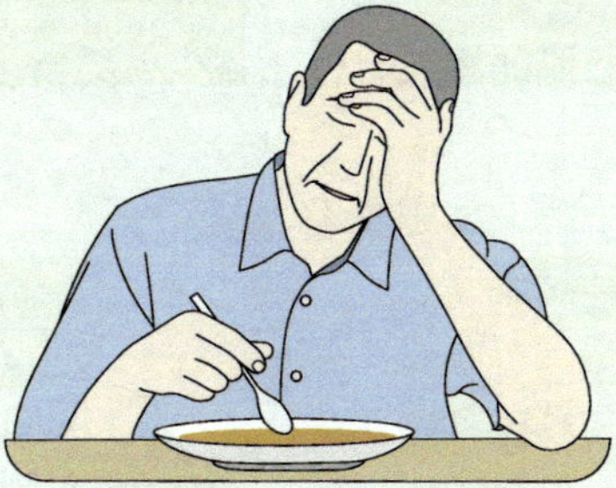

老年人怎么吃才健康？

老年人生理变化会引起什么健康风险？

★ 牙齿松动，咀嚼、消化能力减弱，易造成营养不良。

★ 肌肉减少，脂肪增加，骨质减少，易骨质疏松或骨折。

★ 免疫功能下降，易患感染性疾病、肿瘤等。

★ 肝、肾、胰腺等脏器功能降低，易患糖尿病等慢性疾病。

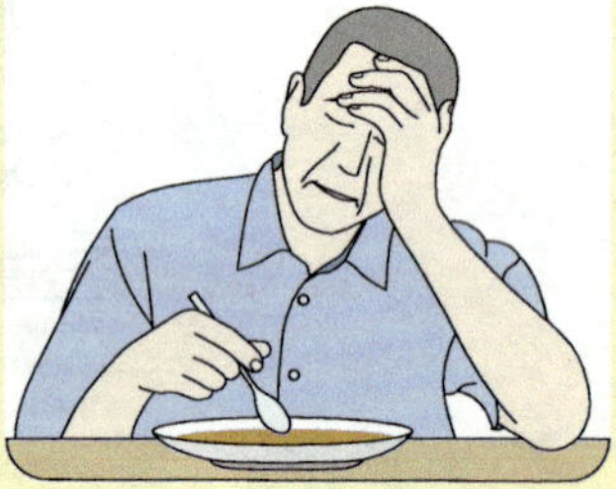

★ 心率降低，血管硬化，易患高血压。

★ 视觉、嗅觉、味觉反应迟钝，食欲下降，食物摄入减少。

第六篇

老年人要保持健康应该怎么吃？怎么做？

原则1：

食物品种丰富，动物性食物充足，常吃豆制品。

食物品种要多样，粗细搭配宜消化；餐餐蔬菜有绿色，天天水果要适量；鱼禽肉蛋和奶豆，营养丰富补钙强。

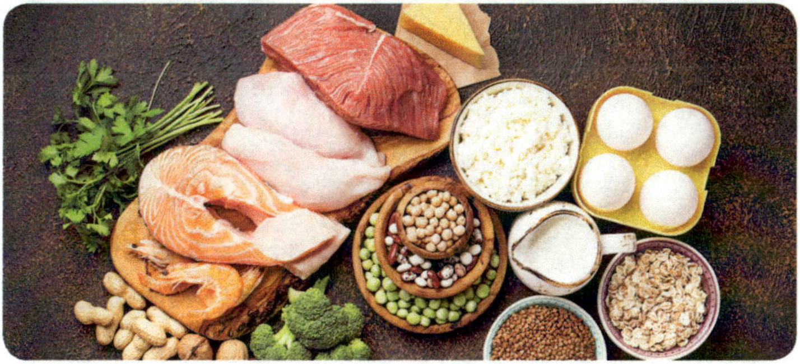

原则2：

鼓励共同就餐，保持良好食欲，享受食物美味。

老年人要积极参与家庭活动、社会活动，共同就餐，分享食物，增加食欲，保持良好的精神状态。

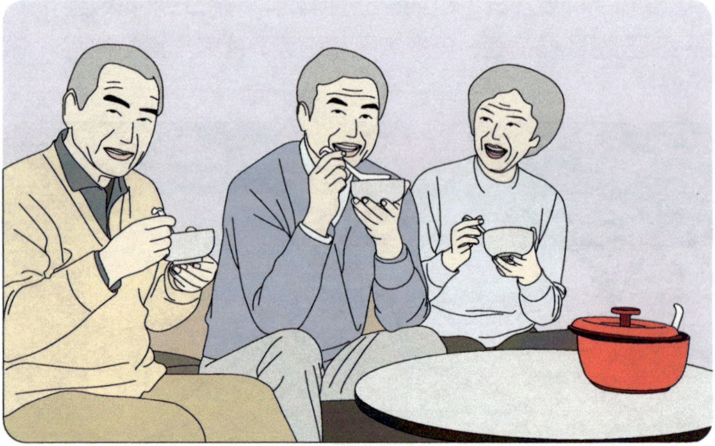

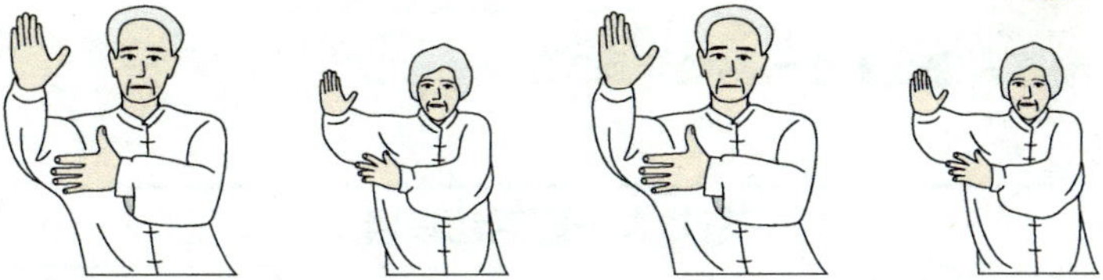

原则3：

积极进行户外活动，延缓肌肉衰减，保持适宜体重。

保证每天摄入充足蛋白质：

畜肉50克、鱼虾禽类50~100克，每天喝奶。

积极进行户外锻炼：

适量运动，量力而行，循序渐进。可选择打太极拳等较舒缓的运动。

保持健康体重：

过胖或过瘦都不利于健康。

老年人怎么安排一周的活动？

老年人一周活动举例			
运动分类	形式	时长	频率
有氧运动	步行、跳舞	15~20 分钟	每天 1 次
力量训练	抬腿、靠墙静蹲、举重物、拉弹力带、卷腹、扶墙俯卧撑等	10~15 分钟	每周 2~3 次
平衡训练	单腿站立、走直线练习、太极拳	5~10 分钟	每周 2~3 次
柔韧性训练	伸展运动、瑜珈、压腿、压肩	5~10 分钟	每周 2~3 次

⚠ 重要提示：老年人运动务必量力而行，循序渐进，所以应选择较为舒缓的运动，时间也不宜过长。运动中如果感觉不适，应立即停止，必要时及时就医！

原则4：

定期健康体检，评估营养状况，预防营养缺乏。

积极参与国家基本公共卫生服务老年人健康管理：

★ 生活方式和健康状况评估。

★ 体格检查：身高、体重、体温、脉搏、呼吸、血压、腰围、皮肤、浅表淋巴结、肺部、心脏、腹部等常规体格检查。

★ 辅助检查：血常规、尿常规、肝功能、肾功能、空腹血糖、血脂、心电图和腹部 B 超检查。

★ 健康指导：告知评估结果并进行相应的健康指导。

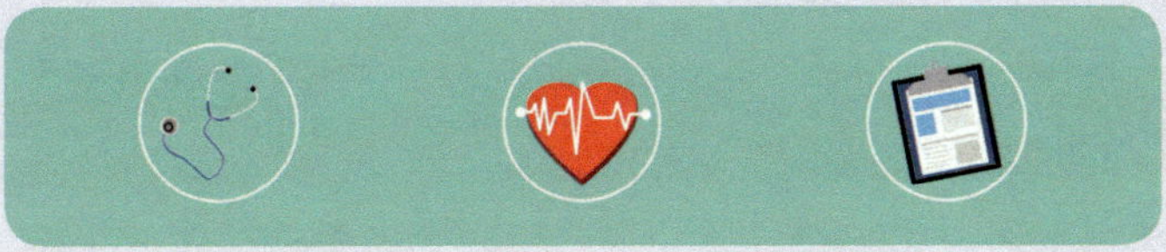

附录

健康小歌谣

平衡膳食餐盘好，四类食物记心上。谷薯为主有杂豆，粗细搭配营养棒。

鱼肉蛋禽加大豆，身体康健倍儿壮。餐餐蔬菜须保证，一半深色宜提倡。

每日水果应适量，果汁不如鲜果强。蔬果不是一家人，彩虹搭配各有量。

餐盘之外一份奶，水需八杯莫要忘。日日健走六千步，周周运动心肺强。

减盐减油减糖好，健康口腔牙担当。健康体重常维持，慢性疾病容易防。

健康骨骼自幼始，年老依然身板昂。三减三健细思量，时时为您保健康！